AF357708

THÉORIE PHYSIOLOGIQUE

DE

L'HALLUCINATION

PAR

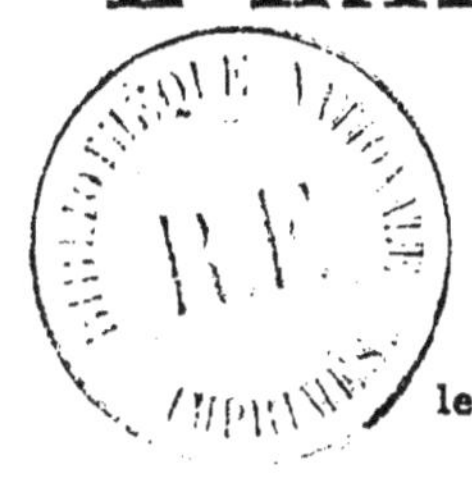

le Dr Prosper **DESPINE**

PARIS

IMPRIMERIE DE *L'ÉTOILE*, BOUDET, DIRECTEUR

1, RUE CASSETTE, 1

1881

EXTRAIT DES ANNALES MÉDICO-PSYCHOLOGIQUES

t. VI. Novembre 1881.

THÉORIE PHYSIOLOGIQUE

DE

L'HALLUCINATION

Quoique la question de la pathogénie de l'hallucination ait beaucoup progressé dans ces derniers temps, quoique ce phénomène, qui était considéré par Esquirol comme un effet de l'imagination, soit accepté depuis M. Baillarger comme psycho-sensoriel, cette question présente encore des lacunes à combler ; elle attend surtout une théorie basée sur les connaissances actuellement acquises qui explique comment il est possible de percevoir un objet qui n'existe pas, absolument comme s'il existait. Celle que je vais exposer et qui aboutit à la démonstration que : bien que l'hallucination soit psycho-sensorielle, l'anomalie fonctionnelle qui la fait surgir appartient au système sensoriel seulement, cette théorie, dis-je, donnera la connaissance du procédé employé par la nature pour produire ce phénomène.

L'hallucination consiste, chacun le sait, dans la perception d'une sensation ou visuelle, ou auditive, ou gustative, ou tactile, ou odorante, sans que cette sensation ait pour origine une impression sensorielle extérieure, ainsi que cela a lieu dans la perception normale.

Pour l'intelligence de ce qui va suivre, il faut partir de ce principe que, dans l'organe complet d'un sens, on doit comprendre non seulement: 1ol'organe extérieur qui reçoit l'impression des objets extérieurs, mais encore 2o le nerf conducteur de cette impression à un ganglion sensitif; 3o ce ganglion dans lequel l'impression produite sur l'organe externe du sens et transmise par le nerf conducteur, se spécialise dans des cellules nerveuses particulières, et se transforme en sensation représentant l'objet impressionnant, en une vue, en un son, en un goût, en une odeur, en un attouchement, selon l'organe extérieur impressionné; 4o enfin les fibres nerveuses qui, partant du ganglion sensitif, se rendent à la couche corticale grise du cerveau pour y faire parvenir la sensation. Tel est le système complet d'un sens. Cette sensation, arrivée dans cette partie du cerveau qui, d'après les données de la physiologie, manifeste l'esprit, le moi, s'y convertit en un acte psychique, en perception de la sensation, c'est-à-dire en connaissance par le moi de cette sensation (1). Cette connaissance, quoi qu'en disent les philosophes, ne nécessite aucun travail de l'intelligence, elle n'exige que des organes capables de remplir leurs fonctions, puisque certains animaux, les herbivores surtout, dont les organes sensoriels et le cerveau possèdent une organisation et un développement presque complets à la naissance, perçoivent dès lors avec exactitude

---

(1) En tenant compte des fonctions que la physiologie attribue aux centres nerveux, on doit reconnaître que la qualification de *sensorium commune* attribuée au cerveau est erronée. Le véritable *sensorium* a son siège dans les ganglions sensitifs, et si, comme le pense M. Luys, les couches optiques sont le ganglion sensitif de tous les sens, cet organe serait véritablement le *sensorium commune*, le siège des sensations. Le cerveau est le centre de perception; par lui, le moi a connaissance des sensations qui ont été élaborées dans les ganglions sensitifs et les éprouve.

les objets environnants, leur grandeur, leur forme, leur couleur, leur distance, etc., ce qui permet à ces animaux de se servir, dès lors aussi, de ces connaissances pour leurs besoins. Une fois que la perception s'est effectuée, il se produit encore un phénomène naturel qui termine la perception. Le moi qui a perçu la sensation rapporte celle-ci à l'organe du sens qui a reçu l'impression extérieure. Ainsi il semble que c'est l'œil qui voit, l'oreille qui entend, etc., tandis que les perceptions se passent dans l'écorce grise du cerveau. Cette attribution de la perception à l'organe extérieur du sens, est également un effet naturel de l'activité nerveuse du système sensoriel, et non un résultat de l'habitude, comme on l'a toujours supposé, puisque tout porte à croire, d'après les actes des jeunes animaux auxquels nous venons de faire allusion, que ceux-ci rapportent également dès leur naissance, leurs perceptions à leurs organes sensoriels externes.

Ces diverses opérations, à l'accomplissement desquelles nous assignons des numéros d'ordre pour expliquer la perception normale, se passent avec une rapidité telle qu'on peu les considérer en général comme simultanées. Cependant, le temps voulu pour transmettre l'impression sensorielle externe au centre de perception a été évalué à une vitesse de 33 mètres par seconde pour l'état normal; mais ce temps varie suivant la fatigue, la température, la quantité de phosphore contenue dans la substance du nerf conducteur et des organes nerveux encéphaliques, et suivant d'autres conditions encore. Enfin, il y a des individus chez lesquels naturellement cette transmission est exceptionnellement lente. En l'étudiant, pour le sens de l'ouïe, chez une personne peu intelligente, j'ai pu constater que parfois chez elle, entre la production d'un son et la perception de ce son, il s'écoulait à peu près une seconde.

Nous venons de décrire les différentes opérations psycho-sensorielles qui concourent à former la perception nor-

male. Nous avons vu que celle-ci débute par une activité
centripète qui part de l'organe extérieur du sens, qui
aboutit ensuite à l'écorce grise du cerveau où l'impression
sensorielle externe, qui est devenue une sensation spéciale
en traversant le ganglion sensitif de ce sens, s'est trans-
formée en perception psychique, et qu'enfin cette perception
tion est rapportée à l'organe extérieur du sens où il semble
que se fait cette perception. Dans l'hallucination, les
choses ne se passent pas tout à fait ainsi. Ce n'est pas un
objet réel, extérieur, qui est l'objet de la sensation perçue ;
cet objet est fourni par un acte psychique, par la mémoire
ou par l'imagination. Cet objet a du rapport, en général,
avec les préoccupations habituelles de l'individu ; il n'a rien
de contraire à la raison chez l'halluciné en santé, il est ex-
travagant, terrifiant, chez l'halluciné malade. Une excitation prenant naissance dans les cellules qui conservent les
empreintes d'objets antérieurement connus, ou encore une
excitation dont le point de départ se trouve dans une partie quelconque du système sensoriel et qui est transmise à
l'écorce grise du cerveau, y provoque les idées qui font
l'objet de l'hallucination. Si le phénomène en restait là, il
serait normal, il produirait une simple réminiscence, ou
une création imaginaire comme il en surgit tant. Mais
ici commence l'anomalie fonctionnelle qui produit l'hallucination. Le mouvement vibratoire des cellules cérébrales
qui ont présidé à la confection de l'idée, se propage au
ganglion sensitif d'un ou de plusieurs sens, par une activité centrifuge tout à fait anormale, au moyen des fibres
blanches qui font communiquer le centre psychique avec ce
ganglion. Lorsque ce mouvement est arrivé à ce ganglion,
l'ébranlement qu'il y provoque transforme l'idée en sensation, comme le ferait l'ébranlement produit dans ce ganglion par une impression, venue d'un objet réel, qui lui
serait transmise par l'organe externe du sens. Cette idée,
ainsi sensibilisée, étant ensuite renvoyée à l'écorce du cer-

veau, organe de perception, au moyen de l'activité centripète qui, comme dans l'état normal, succède à toute excitation d'origine externe du ganglion sensitif, cette idée,
dis-je, sera perçue absolument comme si la sensation ganglionnaire avait une origine externe. Tel est le mécanisme
physiologique de l'hallucination dans sa plus grande sim-
plicité. Dans un certain nombre de cas, le phénomène ne
se passe pas autrement ; il ne s'étend pas au delà du ganglion sensitif, témoin les hallucinations qui ont lieu chez des
personnes dont les organes extérieurs des sens ont été dé-
truits, chez des aveugles, chez des sourds, hallucinations
dont on se rend parfaitement compte au moyen de cette
théorie. Mais ordinairement, le phénomène s'étend au delà
du ganglion sensitif. L'ébranlement qui, dans ce ganglion,
convertit l'idée en sensation, se propage jusqu'à l'organe
externe du sens et l'impressionne. Il existe, en effet, une
preuve qui démontre que cet organe externe est impressionné par la sensation ganglionnaire d'origine imaginaire,
comme il l'est, dans son activité normale, par le monde extérieur. Citons cette preuve : Brewster s'aperçut qu'en dé-
truisant le parallélisme des deux yeux pendant une hallucination de la vue, par une pression exercée sur le côté externe
d'un des deux globes oculaires, l'halluciné, sur lequel il
expérimentait, voyait double l'objet de son hallucination,
absolument comme l'on voit un objet réel quand on louche.
Cette expérience, que je sache, n'avait plus été tentée,
lorsque l'occasion de la vérifier se présenta à moi. Il s'a-
gissait d'un jeune homme auquel je donnais mes soins et qui,
à la suite d'une frayeur fut atteint d'hystérie aiguë avec
accès convulsifs tantôt conscients, tantôt inconscients,
accès de somnambulisme, d'extases mystiques, etc. Dans
ses extases il voyait, par une hallucination de la vue, la
Vierge entourée d'anges, telle que la représentent certaines
images. Pendant qu'il accusait cette vue, je pressais sur
l'angle externe d'un des deux yeux, et il me dit qu'il voyait

la Vierge double : là et là, indiquait-il avec le doigt dans l'espace. L'image double était ramenée à une image simple dès que je cessais de détruire le parallélisme des deux yeux. Cette expérience, plusieurs fois répétée avec le même résultat, me donna la certitude que, dans ce cas, de même que dans celui de Brewster, l'œil avait été impressionné par la sensation d'origine subjective, comme il l'est par une sensation d'origine externe, objective, et que cette impression retournant au cerveau par sa voie centripète naturelle, le moi la percevait comme il aurait perçu une impression sensorielle qui aurait été produite dans l'organe extérieur du sens par des objets réels. Cette observation a été publiée *in extenso*, il y a quatre ans, dans les *Annales médico-psychologiques*, et plus tard dans mon ouvrage sur le somnambulisme étudié au point de vue scientifique, p. 315. Le professeur Ball, dans un article sur l'hallucination, publié dans le n⁰ du 1ᵉʳ mai 1880 de la *Revue scientifique*, dit avoir également constaté un fait semblable à celui qu'a signalé Brewster, chez un halluciné de la vue. Dans ces cas, il est incontestable : 1° que l'activité cérébrale qui a produit l'idée s'est propagée au ganglion sensitif où cette idée s'est sensibilisée ; 2° que l'ébranlement de ce ganglion qui a produit la sensation, a été transmis à l'organe extérieur du sens, lequel a été impressionné par cet ébranlement ; 3° que c'est cette impression sensorielle qui, retournant au cerveau en suivant sa marche centripète naturelle, a été perçue dans l'hallucination, puisque l'action qui modifie l'impression qui a eu lieu dans l'œil, modifie la perception qui se fait dans ce cerveau. C'est ce que j'énonçais en ces termes dans mon ouvrage sur le somnambulisme, p. 329, après avoir cité le fait que j'avais observé : « Dans l'hallucination, l'organe sensoriel externe est réellement impressionné par l'excitation ganglionnaire transmise par le cerveau, comme il le serait par un objet extérieur ; et c'est cette impression du sens extérieur qui, parvenant au

centre nerveux de perception, est alors perçue. » Ajoutons
que cette perception d'un objet d'origine imaginaire est
rapportée ensuite, comme dans l'activité sensorielle normale, à l'organe externe du sens.

Je ferai observer, que dans cette théorie, chaque organe
conserve exactement ses fonctions naturelles. Le cerveau y
préside à la manifestation des idées imaginaires et à des
perceptions, les centres sensibilisateurs convertissent les
impressions qu'ils reçoivent en sensations spéciales, et les
fibres blanches intermédiaires remplissent leurs fonctions
conductrices comme toujours. Seulement, dans l'hallucina‑
tion, les vibrations que reçoivent et que transmettent les
fibres blanches intermédiaires entre l'écorce du cerveau et
le ganglion sensitif, ont une origine et une direction différentes de celles qu'elles transmettent dans l'état normal.
Ainsi, tandis que dans la perception normale ces organes
conducteurs reçoivent leur mouvement vibratoire du ganglion sensitif pour le transmettre au centre psychique, dans
le premier temps de l'hallucination ces fibres conductrices
reçoivent leur mouvement vibratoire du centre psychique,
pour le communiquer au ganglion sensitif. Voilà toute la
différence qui existe dans l'activité nerveuse, entre la perception d'un objet réel, et la perception d'un objet imaginaire dans une hallucination.

Mais, dira-t-on peut-être, comment concevoir qu'une
vibration partant du cerveau transmette une idée à ce centre
sensitif pour y être sensibilisée ?

Il est impossible de le concevoir ; il y a là un mystère
naturel qui est celui de toute fonction. La transformation
d'une impression sensorielle par un objet extérieur en sensation, lors de l'arrivée des vibrations produites par cette
impression au ganglion sensitif, et la transformation de
cette sensation en perception, lors de l'arrivée des vibrations
produites par cette sensation au cerveau, ne sont-elles pas
des mystères de même nature et tout aussi impénétrables

que le premier? Dans ces diverses circonstances, en effet, il n'y a ni idée, ni image, ni objet extérieur, de transmis et de reçus, il n'y a eu de transmis et de reçu que des vibrations nerveuses. Maintenant, pourquoi les vibrations nerveuses causées par les objets extérieurs se convertissent-elles en sensations spéciales quand elles arrivent dans les ganglions sensitifs? Pourquoi les vibrations qui partent de ces ganglions se transforment-elles en perceptions par l'esprit quand elles arrivent au cerveau? C'est parce que cela tient à la fonction de ces divers organes nerveux. Nous ne pouvons pas aller au delà. Or, comme la fonction des centres sensitifs est de sensibiliser toute vibration qui leur arrive, ces centres doivent sensibiliser aussi bien les ébranlements qui leur arrivent du cerveau et représenter en sensation l'objet idéal qui est le produit de l'activité actuelle de cet organe, que ce que les ébranlements qui arrivent à ces centres sensitifs d'un objet extérieur par l'intermédiaire d'un organe sensoriel externe, sensibilisent cet objet et le représentent en sensation, dans l'activité normale.

D'après les connaissances que nous possédons sur la physiologie du système nerveux, l'hallucination ne peut se produire que par le procédé qui vient d'être énoncé (1). Cette théorie psycho-sensorielle indique exactement ce qui, dans le phénomène, appartient à l'esprit, à la couche corticale grise du cerveau, qui le manifeste, et ce qui appartient au système sensoriel. Ce qui est du domaine de l'esprit,

---

(1) Je dis qu'il est impossible, d'après nos connaissances physiologiques, que l'hallucination se produise par un mécanisme autre que celui qui vient d'être indiqué. En effet, pour que ce phénomène surgisse, il faut d'abord une idée, un objet qui n'existe pas. Qui produira cette idée? Le centre nerveux psychique, l'écorce du cerveau. Ensuite, il faut que cette idée soit sensibilisée. Quel est l'organe qui peut produire cet effet? C'est un ganglion sensitif. Il faut donc que l'activité cérébrale qui a produit l'idée soit transmise à ce ganglion. Enfin, il faut que l'idée sensibilisée dans le ganglion retourne au centre psychique d'où elle est partie, pour y être perçue comme un objet sensible. Tout cela est absolument nécessaire.

c'est d'abord, au début, l'idée, c'est-à-dire l'objet de l'hallucination, et ensuite, à la fin, la perception de cette idée, après qu'elle a été sensibilisée par le système nerveux sensoriel. Ce qui appartient à ce système, c'est : *l'activité nerveuse centrifuge qui conduit l'excitation cérébrale créatrice de l'idée, au ganglion sensitif où cette idée se sensibilise, et qui la conduit aussi jusqu'à l'organe extérieur du sens qu'elle impressionne, comme le ferait un objet extérieur.* Voilà la seule anomalie fonctionnelle que l'on rencontre dans l'hallucination. Cette théorie, en démontrant que ce qui est anormal dans l'hallucination est sensoriel et non psychique, explique pourquoi ce phénomène peut coïncider avec l'intégrité complète de la raison et la santé des organes. Parmi les hallucinations de l'état de santé, j'en citerai une qui m'est personnelle. Un matin, ma femme se lève pendant que je suis endormi. Tout à coup, je m'entends appeler si fortement par sa voix, que je suis réveillé en sursaut et que je réponds : que veux-tu? Je cherche autour de moi, surpris de ne pas recevoir de réponse, et de me trouver seul dans ma chambre qui était fermée. J'acquis la certitude que personne ne m'avait appelé; j'avais donc été le jouet d'une hallucination de l'ouïe. Mon sommeil était alors si profond, que je ne rêvais même pas. Le point de départ de cette hallucination devait être une excitation des cellules cérébrales qui conservaient l'impression de cet appel, excitation produite par quelque cause interne difficile à spécifier.

Cette théorie, on le voit, n'est basée sur aucune donnée d'anatomie pathologique. Ce ne sont pas, en effet, des lésions nerveuses qui peuvent produire et expliquer le phénomène, puisqu'on le rencontre dans un état de santé parfaite. Des lésions organiques sont si peu nécessaires pour produire l'hallucination, que c'est surtout dans la première période de la folie, alors que celle-ci étant seulement instinctive, et alors qu'il n'y a que des excitations ou des dé pressions dans l'activité du cerveau, sans lésions accentuées, que les hallucinations sont les plus fréquentes ; tandis que dans la période de démence où les lésions, les destructions de tissu sont prononcées, les hallucinations deviennent de moins en moins fréquentes à mesure que les lésions progressent.

L'excitation cérébrale qui est le point de départ de l'hallucination, par l'idée qu'elle fait surgir et par l'ébranlement centrifuge qu'elle imprime à certaines fibres blanches, lesquelles transmettent l'idée au ganglion sensitif où celle-ci se sensibilise, cette excitation cérébrale, dis-je, prend dans le plus grand nombre des cas sa source dans le cerveau lui-même. Les individus les plus sujets aux hallucinations sont en effet les aliénés chez les malades, et les préoccupés chez les personnes en santé. Chez les aliénés, l'état d'excitation pathologique du cerveau qui enfante les idées délirantes est plus que suffisant pour imprimer cette activité centrifuge anormale, principe de l'hallucination, dont nous venons de parler. L'excitation cérébrale qui produit le délire chez certains fébricitants suffit également pour produire chez eux cette même activité centrifuge, et avec elle des hallucinations. Parmi les causes qui déterminent cette excitation, on peut citer un sang vicié, un sang chargé de principes excitants, certains toxiques, un sang trop pauvre en globules rouges, certaines activités trophiques anormales dans l'organe, certaines modifications dans sa composition chimique, etc. Dans l'état de santé, de fortes préoccupations d'esprit congestionnent toujours le cerveau, le surexcitent, ébranlent fortement les cellules cérébrales qui président à la manifestation de la pensée. Ces préoccupations donneront lieu au phénomène si les vibrations, dont ces cellules sont le siège, sont communiquées par le fait de leur intensité à quelque ganglion sensitif, et ce ganglion est ordinairement chez les préoccupés celui de l'ouïe. On comprend que dans ces conditions cette transmission soit facile. Puis, quand l'habitude de cette activité centrifuge sera prise, elle aura de la tendance à se reproduire au moindre ébranlement cérébral. Tel fut le cas de Socrate, de Jeanne d'Arc, de Pascal, etc.

Bien que la cause excitatrice de l'activité centrifuge qui produit l'hallucination réside en général dans le cerveau lui-même, et cette cause excitatrice peut être une lésion organique, il y a certains cas où cette cause se trouve ailleurs. Elle peut se rencontrer dans l'excitation de chacune des parties de l'organe sensoriel halluciné : ou dans les fibres blanches qui font communiquer le centre nerveux psychique avec le ganglion sensitif, ou dans ce ganglion lui-même, ou dans le nerf qui apporte à ce ganglion les impressions que l'organe sensoriel externe reçoit du monde extérieur, ou enfin dans cet organe externe lui-même. Pour ce qui est de cet organe comme point de départ de l'excitation cérébrale d'où part l'activité nerveuse centrifuge qui produit l'hallucination, cela est incontestable. Ainsi les auteurs citent plusieurs cas d'hallucinations pendant que les individus avaient une maladie dans l'organe externe du sens halluciné ; ils citent entre autres cas celui d'une jeune fille qui, ayant une ulcération de la cornée, vit surgir en elle une hallucination de la vue représentant une statue de la vierge. Cette hallucination disparut avec la kératite ulcéreuse. L'impression douloureuse de la cornée, propagée au cerveau, y a excité les cellules qui conservaient les empreintes de cette image, elle les a fait revivre, puis cet ébranlement cérébral s'est propagé, au moyen d'une activité nerveuse centrifuge anormale, au ganglion sensitif de la vue, où l'image a été sensibilisée ; enfin cette sensation, en retournant au cerveau est devenue une perception. Une excitation qui aurait son origine dans toute autre partie de l'organe sensoriel, depuis l'organe externe jusqu'au cerveau, peut aussi bien déterminer le même phénomène. Toutes les souffrances, celles surtout qui ont lieu dans les organes innervés par le grand sympathique dont l'influence est si grande sur le centre nerveux psychique, l'écorce grise du cerveau, sont une source abondante d'hallucinations, de celles surtout auxquelles sont sujets les mélancoliques et les hypochondriaques, hallucinations qui ont toujours du rapport avec les idées que font surgir chez eux les souffrances qu'ils éprouvent.

Les hallucinations unilatérales s'expliquent naturellement avec la théorie que je présente ici. Dans l'état normal, les organes jumeaux des sens fonctionnent simultanément avec un ensemble parfait, si bien que l'impression sensorielle externe, quoique double à son origine, est perçue simple par l'esprit. Mais il peut arriver que l'anomalie sensorielle qui produit l'hallucination n'affecte qu'un seul des deux organes des sens. En d'autres termes, bien que l'idée soit enfantée sous l'influence de l'action des deux hémisphères, il peut arriver que l'activité centrifuge génératrice de l'hallucination ne parte que d'un seul hémisphère et ne soit transmise par conséquent qu'au ganglion sensitif de ce côté. Dans les cas où il en sera ainsi, l'hallucination sera forcément unilatérale.

A ces phénomènes générateurs de l'hallucination, phénomènes que j'ai signalés, les uns dans mon ouvrage sur la folie étudiée au point de vue psychologique, les autres dans celui que j'ai publié sur le somnambulisme étudié au point de vue scientifique, je dois ajouter une condition secondaire que j'ai spécifiée dans le premier de ces ouvrages, p. 224. On voudra bien me permettre de la rappeler ici. « Pour que l'hallucination se produise, disais-je, il faut que l'impression sensorielle anormale, c'est-à-dire subjective, soit plus vive que les impressions sensorielles normales, c'est-à-dire objectives qui ont lieu en même temps, et qu'elle les efface par sa vivacité; il faut que l'objet imaginaire perçu dans l'hallucination se superpose sur les objets réels perçus en même temps, et que la vivacité de l'impres-

sion produite par cet objet imaginaire, empêche la perception des objets réels qui occupent la même place dans
l'espace ou rende cette perception plus obscure. La vivacité
de l'impression sensorielle anormale est donc une condition pour que l'hallucination se produise. Cela est telle-
ment vrai que, si l'impression sensorielle normale devient
plus vive que l'impression sensorielle anormale, l'hallucination disparaît. Par ce motif, l'apparition de la lumière
dissipe souvent les hallucinations nocturnes. Par ce motif,
aussi, telle hallucination, qui a lieu dans les ténèbres, n'aurait pas lieu pendant le jour; aussi les hallucinations sont-
elles très fréquentes la nuit. L'attention qui avive considé-
rablement les impressions sensorielles a par conséquent une
grande influence sur la production de l'hallucination. Pour
que ce phénomène surgisse et se continue, il faut que l'attention de l'halluciné ne soit pas trop détournée de l'objet imaginaire qui l'occupe; sans cela l'hallucination s'évanouit. C'est
ce qui a lieu si l'on parle à l'halluciné de manière à fixer
ailleurs sa pensée, à le détourner de ses préoccupations, ou,
s'il intervient une personne qui fixe spécialement son attention, le médecin, par exemple. » Ces circonstances prouvent
bien que ce n'est pas dans des lésions organiques qu'il faut
chercher la cause de l'hallucination. Il faut ranger ce phénomène dans la classe d'un grand nombre d'autres phénomènes nerveux anormaux qui sont dus à un trouble seulement dans l'activité du système nerveux sans lésions
organiques, tels que le somnambulisme, l'extase, la léthar-
gie, certaines dyspnées, certaines palpitations, certaines
convulsions, le hoquet, etc. La physiologie seule peut ren-
dre raison de ces phénomènes, en spécifiant l'anomalie
fonctionnelle des organes nerveux, qui a présidé à leur accomplissement. On ne saurait mieux comparer l'anomalie
fonctionnelle qui produit l'hallucination, qu'à celle qui,
par le mouvement antipéristaltique de l'estomac, donne lieu
au vomissement; et un tel mouvement se produit bien sou-

vent sans lésion organique aucune. C'est, en effet, une activité nerveuse au rebours de la normale, qui fait surgir l'hallucination; et, pas plus pour la production de celle-ci que pour celle du vomissement, une lésion organique quelconque n'est nécessaire. De même que le somnambulisme qui n'est dû qu'à un trouble nerveux que j'ai spécifié, les hallucinations s'observent fréquemment chez les enfants, surtout du sexe féminin, dont le tempérament est nerveux et qui jouissent cependant d'une bonne santé. Je connais une dame qui, à l'âge de six ans, a eu plusieurs fois pendant la nuit une hallucination de la vue qui lui représentait au pied de son lit un saint tel qu'elle l'avait vu en peinture. Aux cris de frayeur qu'elle poussait, arrivait-on avec de la lumière, le saint se trouvait transporté dans la partie la plus obscure de l'appartement, puis il disparaissait. A l'âge de douze ans, elle eut, pendant plusieurs mois, une hallucination de l'ouïe. Elle s'entendait appeler par une voix sourde quand elle était absorbée dans ses études auxquelles elle se livrait avec ardeur. Cette voix l'effrayait et la faisait ressauter. Cette personne avait une constitution très nerveuse; à dix-sept ans, elle fut chlorotique. Tout en conservant sa constitution nerveuse, elle jouit néanmoins d'une excellente santé.

Bien qu'aucune lésion organique ne soit nécessaire pour expliquer l'hallucination, il est vrai cependant que certaines lésions organiques que l'on a rencontrées chez les hallucinés, soit dans les circonvolutions, soit dans les couches optiques, soit dans les nerfs conducteurs, soit dans les organes externes des sens, ont, comme causes excitatrices du cerveau, provoqué le phénomène qui peut-être, sans elles, n'aurait pas eu lieu; mais ces lésions n'en sont point la cause directe, elles ne sont pour rien dans la genèse de l'hallucination; elles ne font, de même que chez la personne affectée de kératite ulcéreuse, que déterminer une excitation dans la partie du cerveau qui préside à l'idéation. Si cette

partie est, apte à imprimer l'activité nerveuse centrifuge, qui
porte l'idée provoquée par cette excitation au ganglion sensitif pour y être sensibilisée, une hallucination surgira (1). Si
le cerveau n'est pas disposé à provoquer cette activité centrifuge, le phénomène n'aura point lieu. Toute excitation provoquée dans le cerveau ne produit pas, en effet, d'hallucination.

Dans un intéressant article intitulé : *Des hallucinations
unilatérales*, inséré dans le premier numéro du journal
l'Encéphale, le Dr Régis soutient la thèse que les hallucinations unilatérales sont dues à des lésions qui siègent dans
les organes externes des sens. Un malade, par exemple,
qui, depuis son enfance, souffrait d'une otorrhée purulente
du côté droit, avait des hallucinations de l'ouïe de ce côté
qui disparurent, à la suite d'un traitement approprié, avec
l'otorrhée. De ce fait et d'autres semblables, M. Régis con-
clut que l'hallucination unilatérale reconnaît pour cause
une lésion sensorielle unilatérale aussi, ce qui prouve, selon lui, que *l'hallucination peut avoir, dans certains cas,
pour origine réelle, une modification pathologique de l'organe
sensoriel dans lequel elle se localise*, p. 58. Cela est vrai en ce
sens que la lésion sensorielle est la cause instigatrice du phénomène, mais non la cause productrice du phénomène lui-
même. Cette excitation, en se propageant à certaines cellules
cérébrales, y réveille des impressions anciennes et fait surgir
l'idée, l'image, objets de l'hallucination, et non le phénomène lui-même ; car, si tout se bornait là, nous n'aurions
qu'un effet normal et des plus ordinaires, une simple réminiscence, ainsi que je l'ai dit plus haut. Mais lorsque
l'objet idéal a surgi, alors seulement se produit l'anomalie
fonctionnelle génératrice de l'hallucination. Des cellules de
l'écorce du cerveau, qui ont fait surgir l'image, l'idée, s'ir-

---

(1) Il est bien entendu que ce ne sont pas les idées elles-
mêmes qui sont transmises, mais que ce sont les vibrations
nerveuses qui ont fait surgir les idées.

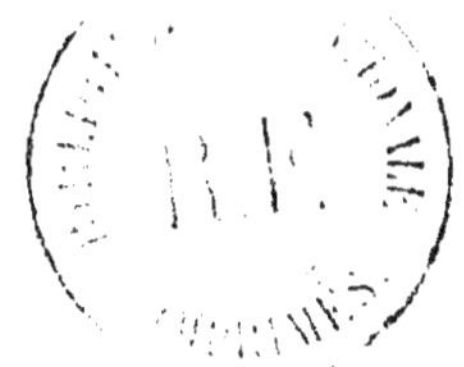

radie une activité anormale centrifuge qui transmet par les
fibres blanches, jusque dans les ganglions sensitifs, l'image,
le son, le tact, le goût, l'odeur, qui n'étaient qu'idées
jusque-là, et où ces idées se sensibilisent. Voilà toute l'anomalie fonctionnelle qui produit l'hallucination. Tout le
reste est accessoire. Ce qui se passe ensuite est tout à fait
normal. La sensation d'origine cérébrale est renvoyée par
une activité centripète naturelle, à l'écorce grise du cerveau
organe du moi, où elle devient une perception, et cette
perception, comme toute perception, est enfin rapportée par
un effet naturel, à l'organe extérieur du sens, où il semble
qu'elle ait lieu, quoiqu'elle se passe dans la couche corticale
grise du cerveau. La cause réelle qui produit ce phénomène
est donc l'activité centrifuge anormale, antipéristaltique, si
l'on peut s'exprimer ainsi, qui porte du cerveau au ganglion
sensitif les vibrations qui représentent l'idée, ganglion où
cette idée est sensibilisée.

L'activité psychique du cerveau dans l'hallucination n'a
donc rien d'anormal. Si chez les aliénés, l'idée, l'image
qui sont l'objet de l'hallucination appartiennent à la folie,
c'est-à-dire à une cause pathologique, ce n'est point
comme faisant partie de l'hallucination que l'activité cérébrale qui les a produites est anormale, car des idées, des
images rationnelles peuvent, aussi bien que des idées
folles, être l'objet du phénomène; c'est parce que l'objet
de l'hallucination qui sort d'un cerveau malade, est faux,
irrationnel. On le voit clairement par l'analyse des différentes activités qui concourent à produire l'hallucination :
la partie psychique du phénomène, qui se résume à produire l'idée au début de l'opération, et à la percevoir sensibilisée à la fin, est tout à fait normale dans ces deux
actes; et si le cerveau contribue en quelque chose à la production du phénomène, ce n'est point comme organe des
facultés psychiques, c'est comme point de départ de cette
activité sensorielle centrifuge qui transporte l'idée au

ganglion sensitif, activité qui est la seule anormale dans cette production. Tout ce qui se passe ensuite dans le système sensoriel pour terminer le phénomène a lieu absolument comme dans la perception normale; l'idée sensibilisée est renvoyée au cerveau où l'esprit la reporte à l'organe extérieur du sens. Si donc la seule activité anormale que l'on rencontre dans la genèse de l'hallucination se trouve dans la partie nerveuse qui appartient au système sensoriel, on doit considérer l'hallucination comme étant un phénomène psycho-sensoriel dans lequel ce qu'il y a d'anormal est sensoriel seulement.

Disons en terminant qu'il est un point de physiologie, qui intéresse la genèse de l'hallucination sur lequel la science est encore incertaine. Ce point est la connaissance exacte des ganglions sensitifs des sens. Ceux-ci ont-ils chacun un ganglion sensitif spécial, les tubercules quadrijumeaux, ainsi qu'on l'a cru, pour la vue, par exemple, le lobe olfactif si grêle chez l'homme, si développé chez certains animaux, pour l'odorat, etc.; ou bien, ainsi que le pense M. Luys, les couches optiques sont-elles seules l'organe ganglionnaire de tous les sens? Quoi qu'il en soit, les ganglions sensitifs existent, nous savons que chaque sens en possède un, pour transformer en sensations spéciales les vibrations qui lui sont transmises, et cela suffit pour la théorie que je viens d'exposer.

L'illusion, laquelle consiste dans la perception d'objets réels, non tels qu'ils sont, mais tels que l'imagination les conçoit, s'explique très bien d'après ma théorie. La perception objective n'est point effacée par la perception subjective. Seulement celle-ci se superpose sur la première et la modifie de telle sorte que les objets réels prennent la forme de l'idée imaginaire sensibilisée par l'activité nerveuse centrifuge productrice de l'hallucination.

Paris. — Imprimerie de l'*Étoile*, Boudet, directeur, rue Cassette, 4

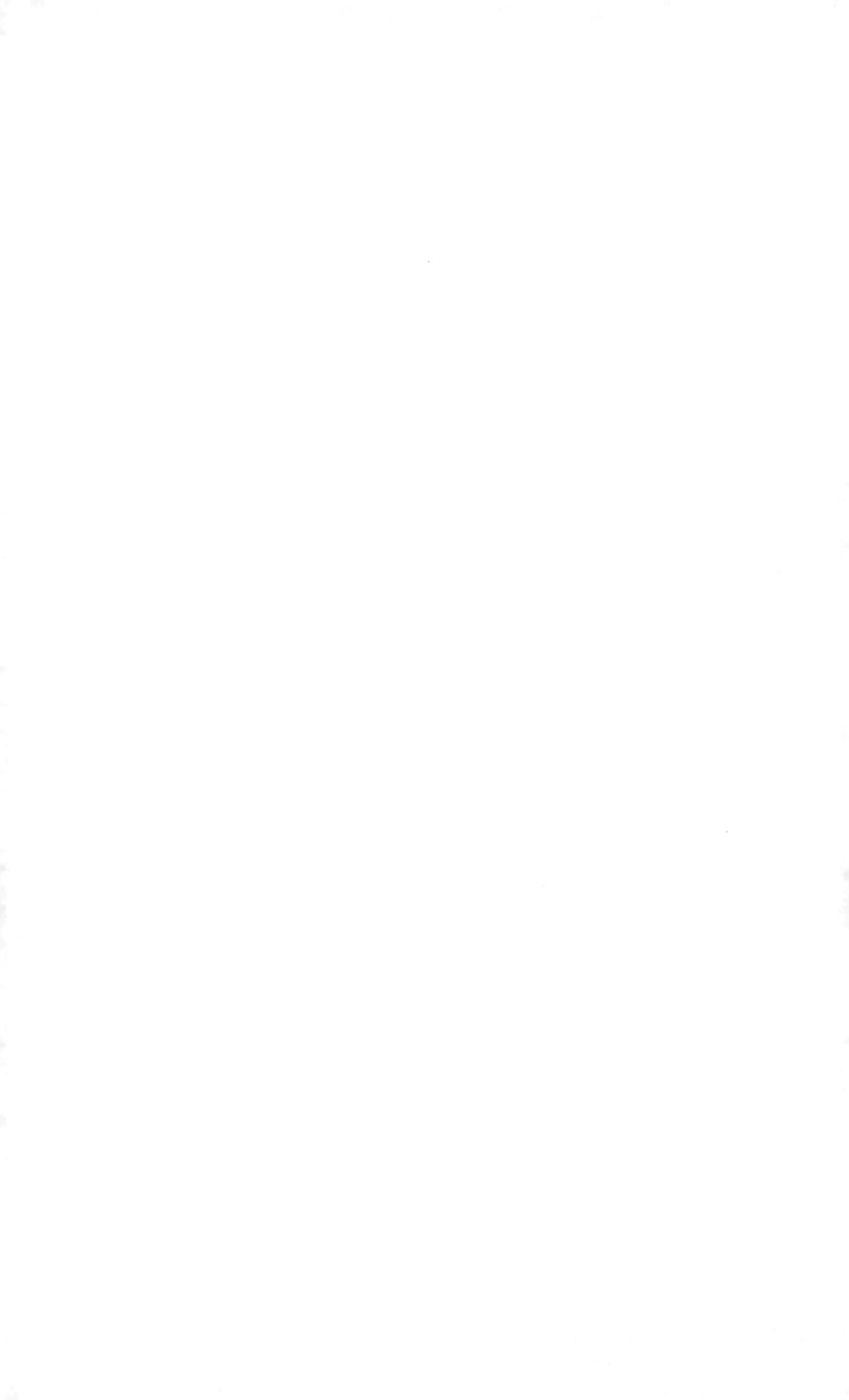

www.ingramcontent.com/pod-product-compliance
Lightning Source LLC
LaVergne TN
LVHW021915180726
843502LV00008B/3072